RÉFLEXIONS

SUR LA NON-EXISTENCE

DU VIRUS RABIQUE,

OU

OBJECTIONS ADRESSÉES

A M. LE DOCTEUR ÉTIENNE PLAINDOUX,

RELATIVES À SON OBSERVATION SUR LA RAGE,
INSÉRÉE DANS LA REVUE MÉDICALE,
CAHIER DE FÉVRIER 1826;

Par M. G.^d Gérard, d. m.

MEMBRE DU CI-DEVANT COLLÈGE ROYAL DE CHIRURGIE
ET DE LA SOCIÉTÉ DE MÉDECINE DE LYON,
CORRESPONDANT DE LA SOCIÉTÉ DE MÉDECINE DE PARIS,
DE CELLES DE BORDEAUX, NANCY, ÉVREUX, ETC.

———

LYON.

MAIRE, LIBR., GRANDE RUE MERCIÈRE.

PARIS.

GABON, LIBR., RUE DE L'ÉCOLE DE MÉDECINE.

1827.

RÉFLEXIONS

SUR LA NON-EXISTENCE

DU VIRUS RABIQUE.

RÉFLEXIONS

SUR LA NON-EXISTENCE

DU

VIRUS RABIQUE,

OU

OBJECTIONS ADRESSÉES

A M. LE DOCTEUR ÉTIENNE PLAINDOUX,

RELATIVES A SON OBSERVATION SUR LA RAGE,
INSÉRÉE DANS LA REVUE MÉDICALE,
CAHIER DE FÉVRIER 1826 ;

Par M. G^d Girard, d. m.,

MEMBRE DU CI-DEVANT COLLÉGE ROYAL DE CHIRURGIE
ET DE LA SOCIÉTÉ DE MÉDECINE DE LYON,
CORRESPONDANT DE LA SOCIÉTÉ DE MÉDECINE DE PARIS,
DE CELLES DE BORDEAUX, NANCY, ÉVREUX, ETC

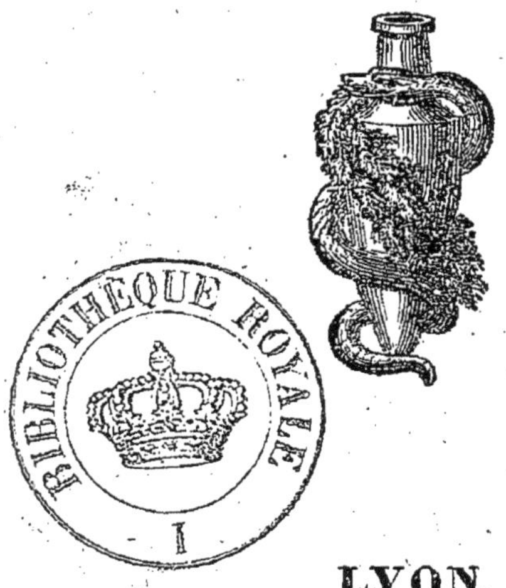

LYON.

IMPRIMERIE DE LOUIS PERRIN,

GRANDE RUE MERCIÈRE, N.º 49.

1827.

****

Dans le courant du mois d'avril dernier,
je fis remettre au rédacteur principal d'un
journal de médecine justement estimé, des
objections que j'adressai à M. le docteur de
Plaindoux fils, au sujet de son Observation
sur la rage, insérée dans la Revue Médicale,
cahier de février 1826. J'espérais que ce
rédacteur voudrait bien les publier dans un
des premiers numéros qu'il ferait paraître;
mais au mois de décembre, j'appris que mon
intention ne serait pas remplie. Après avoir
retiré ce manuscrit et y avoir fait des addi-
tions, j'ai cru devoir le faire imprimer, parce
que les médecins qui ont écrit après moi
sur la rage n'ont pas donné une idée exacte
des bases sur lesquelles j'ai établi les preuves
de la non-existence de cette maladie; je

dois donc les faire mieux connaître, dans l'espoir de contribuer aux progrès que la science fait depuis quelque temps sur ce sujet important.

RÉFLEXIONS

SUR LA NON-EXISTENCE

DU VIRUS RABIQUE.

L'intérêt de la science exige que l'on consacre
les doctrines contradictoires ; elles conduisent à
de nouveaux examens et à découvrir la vérité.
(M. le Professeur BAUMES.)

A Monsieur le Dr Etienne Pleindoux.

MONSIEUR ET HONORÉ CONFRÈRE,

L'on trouve dans beaucoup d'auteurs, soit an-
ciens, soit modernes, des observations qui cons-
tatent que l'hydrophobie n'est qu'un phénomène
nerveux, indépendant du virus rabien. Malgré ces
faits bien constatés, des médecins se laissent encore
séduire par ce symptôme, dès qu'il se manifeste à
la suite d'une morsure faite par un animal que l'on

déclare alors enragé. Vous êtes vous-même, Monsieur, tombé dans cette erreur; c'est ce que je vais tâcher de vous prouver. Mais avant de discuter l'observation qui vous a fait prendre la plume, je dois vous dire deux mots sur l'opinion que j'ai présentée sur ce sujet, et dont vous n'avez pas, il me semble, une connaissance exacte.

Vous connaissez les différentes opinions des médecins sur la rage; vous savez que les uns soutiennent que le venin qui cause cette maladie reste fixé dans la plaie faite par un animal; d'autres, qu'il est absorbé, soit en total, soit en partie par les vaisseaux lymphatiques, etc., et déposé ensuite sur tel ou tel organe intérieur, selon la manière de voir de l'auteur, ou ce que l'ouverture des cadavres leur a présenté. Vous avez des notions sur cette multitude de remèdes, tour à tour vantés et proscrits; vous connaissez aussi les expériences faites sur les animaux, et dont le résultat n'est nullement satisfaisant (1). Cette diversité de sentimens m'a fait

______

(1) Je n'en excepte pas, contre l'avis de MM. Villermet et Trolliet (Dict. des Scienc. méd.), celles de MM. Magendie et Bréchet, puisque ces médecins ne nous donnent aucun renseignement sur l'état des chiens qu'ils ont inoculés, depuis le moment de l'opération et de la morsure de l'un d'eux jusqu'à leur mort; ils nous laissent même ignorer s'ils ont fait l'ouverture de leur cadavre.

Un chien, dit le savant Huzard, fut amené à l'école vétérinaire d'Alfort, avec tous les symptômes de la rage... il mourut; on l'ouvrit, et l'on trouva dans l'estomac, avec de l'engorgement et de l'inflammation, un grand lambeau de toile qui n'avait pu en sortir. M. Huzard rapporte

naître des doutes ; j'ai comparé, réfléchi, et bientôt, comme l'ont pensé d'autres médecins, je n'ai
pu me persuader que l'homme, ainsi que les animaux, puisse être affecté d'une maladie dite rage,
hydrophobie.

Je crois qu'il n'existe pas de virus rabien ; que
tous les phénomènes qui se manifestent à la suite
de morsures faites par certains animaux, ne sont
causés que par une aberration nerveuse dont le point
de départ est externe ou interne, ou déterminée
aussi quelquefois par deux causes réunies ; et qu'il
est inutile de supposer l'action d'un virus *sui generis*, pour les faire naître. Quelques observations
que je vais mettre sous vos yeux, suffiront pour justi-
fier cette division et pour vous faire mieux connaître
ma pensée.

Rappelez-vous, je vous prie, en lisant ces observations, que M. le docteur Begin a déclaré, dans
un journal suppl. du Dict. des Scienc. médicales,
qu'on ne doit jamais oublier que la doctrine d'une
cause matérielle et contagieuse de l'hydrophobie,
ainsi que celle de son inhalation par les vaisseaux
lymphatiques, les veines, le tissu cellulaire ou les
nerfs, n'est qu'une hypothèse dont rien ne dé-
montre positivement la réalité, et que nous ne
devons considérer ces assertions que comme des

plusieurs faits analogues, et d'autres causés par des vers
dans le tube intestinal.

Ces exemples prouvent que lorsqu'on néglige les au-
topsies cadavériques, on s'expose quelquefois à porter de
faux jugemens sur les causes de la mort.

moyens de rapprochement, et pour expliquer des faits qui sans elles seraient inexplicables. Mon opinion, au contraire, a pour base des faits qui les expliquent, sans que j'aie recours à des hypothèses qui entravent les progrès que la science doit nécessairement faire encore sur ce sujet.

PREMIÈRE OBSERVATION. Claude Fourmillon et Pierre Trésorier, mordus par un chien dit enragé, éprouvent, pendant leur traitement par le mercure, et à plusieurs reprises, des accidens nerveux, hydrophobiques, causés par l'inflammation de leurs blessures. Des fomentations émollientes faites sur leurs plaies, firent cesser l'inflammation ; la suppuration se rétablit, et ces sujets guérirent. (Soc. roy. de méd.)

2ᵉ OBS. Grysly rapporte l'observation d'une morsure de chien enragé qui fut traitée convenablement, et la malade fut préservée de la rage ; mais la cicatrice, à l'endroit mordu, se rouvrait tous les ans au printemps, et il en résultait un ulcère qui suppurait pendant quelque temps, et qu'on laissait toujours se cicatriser de lui-même. Au bout de dix-huit ans, le médecin de la malade mourut. La cicatrice devint rouge et douloureuse ; on n'en favorisa pas l'ouverture. Cette femme devint alors agitée, oppressée : deux jours après, elle fut attaquée de l'horreur de l'eau ; elle avait de l'écume à la bouche, etc. Elle guérit. On ne peut attribuer cette guérison, dit bonnement l'auteur de cette observation, qu'à la longueur du temps et aux suppurations fréquentes qui avaient affaibli le virus,

3e Obs. Claude Abeille, mordu à l'avant-bras par une louve enragée, se croyait à l'abri du sort qu'avaient éprouvé ses compagnons d'infortune, tous morts de la rage depuis près de neuf mois. Par hasard il reçoit un coup d'un morceau de bois qu'il jetait dans la rivière, sur la cicatrice de sa morsure. Elle se recouvre à l'instant, et devient douloureuse ; la douleur, le spasme saisissent le bras, et se fixant à la gorge amène l'hydrophobie et la mort. (Soc. roy. de médec.) MM. les docteurs Villermet et Trolliet conviennent, dans l'article *rage* du Dict. des Soc. méd., que la mort d'Abeille n'est qu'une suite de l'irritation provoquée à la cicatrice de la morsure de cet homme, par le coup dont elle a été frappée. Je leur sais gré de cette concession, mais ce n'est pas la seule qu'ils auraient dû me faire, s'ils eussent fait connaître mon opinion toute entière.

4e Obs. Lauttin, mordu par une louve enragée le 13 mars, fut transporté à l'hôpital le 14, il prit exactement tous les remèdes qui lui furent administrés, jusqu'au 11 avril suivant ; mais ce jour lui fut fatal : on avait oublié de sonder sa plaie ; on le fit, et de suite on la dilata ; le malade ressentit des douleurs horribles ; l'hydrophobie se manifesta, et le 13, il expira. (Soc. roy. de méd.)

5e Obs. Darvin a vu un cas où l'hydrophobie précéda le trismos de la mâchoire causé par une plaie à la jambe, suite d'une chute de cheval. Cette hydrophobie survint le sixième jour, dans le moment où le blessé voulut avaler une boisson ; il prit des convulsions générales, à raison de la douleur qu'il éprouva des efforts qu'il fit pour avaler ; il rejeta cette boisson avec force et hors de la bouche. Il mourut le même jour.

6ᵉ OBS. Un boulet, étant dans la force de sa course, emporta à François Demaré, grenadier, la peau, une portion de l'épine de l'omoplate droite.... La sécrétion purulente s'étant suspendue, la cicatrice fit des progrès rapides : en deux fois vingt-quatre heures, elle couvrit la moitié de la plaie. Le blessé éprouva alors un pincement douloureux dans tous les points cicatrisés ; il ressentait, nous disait-il, le même effet que si l'on eût saisi les bords de la plaie avec des tenailles, et le moindre attouchement sur cette cicatrice très mince, principalement le contact des métaux, lui faisait jeter des cris aigus ; tous les symptômes du tétanos s'aggravaient sensiblement.... L'approche de l'eau limpide déterminait des mouvemens convulsifs ; le malade en avait horreur, *comme j'en ai vu des exemples chez plusieurs tétaniques*, dit M. le baron Larsey, auteur de cette observation. Ce célèbre praticien brûla avec des fers incandescens la cicatrice et tous les points de la plaie. A peine cette opération fut achevée qu'il s'opéra une détente générale, précédée d'une sueur abondante ; le malade se mit de lui-même sur son séant, et demanda à boire ; les mâchoires s'étaient écartées spontanément. Le malade guérit.

Il me paraît évident que l'irritation des blessures, chez les sujets dont je viens de vous entretenir, est seule la cause d'un désordre tel , dans le système nerveux , que le tétanos , les convulsions , l'hydrophobie , et cet ensemble de phénomènes qu'on appelle rage , en ont été la suite.

Passons aux causes internes de ces phénomènes rabiens , hydrophobiques ; et tâchons de prouver , par quelques observations , que les médecins qui nous les ont fait connaître se sont trompés en attribuant à une salive vénéneuse la provocation de ces phénomènes.

Pour faciliter cette étude , il est, je crois, nécessaire de vous citer quelques faits qui nous serviront de sujet de comparaison , d'analogie.

7ᵉ OBS. Jean Hunter a souvent parlé dans ses leçons d'un homme qui , ayant été sévèrement mordu par un chien , s'imagina bientôt que le chien était enragé ; il frissonna à la vue des liquides , et éprouva des convulsions en essayant d'en avaler. Ce préjugé était chez lui tellement enraciné qu'il serait mort infailliblement , si le chien qui avait fait la morsure n'avait heureusement été retrouvé et apporté dans sa chambre en bonne santé : cette certitude remit bientôt son esprit dans son état de tranquillité ; la vue de l'eau ne l'affecta plus , et il se rétablit en peu de jours. (Recueil périod. de la Soc. de méd. de Paris , tome 41.)

8ᵉ OBS. Un élève de l'hospice de.... voulut chercher par l'autopsie cadavérique , les causes de la mort d'un enfant , que l'on attribuait à la morsure d'un chien enragé ; en disséquant il se fit une incision à la main, ce qui lui causa quelque inquiétude.

14

Neuf jours après il donna le spectacle d'un hydrophobe : il menaçait de mordre ceux qui s'approchaient de lui ; il mordait tout ce qu'il pouvait
saisir ; il avait horreur de toutes les boissons qu'on
lui présentait ; sa bouche était remplie d'une salive
écumeuse ; enfin . sa situation était tellement semblable à celle décrite par les auteurs , qu'un grand
nombre de médecins et de chirurgiens de la ville
ne balancèrent pas à le juger affecté de la rage.
En effet , aucun symptôme ne manquait : sa fré-
nésie fut même portée à un tel degré, qu'on prit le
parti de le lier dans son lit. Il continua d'offrir
pendant cinq jours les mêmes phénomènes. J'avoue,
dit l'auteur de ce fait , que je ne partageais point
l'opinion générale , parce que je ne crois pas que
le virus de la rage puisse être transmis par le cadavre d'un individu mort de cette maladie. Je con-
sidérais les symptômes qui existaient , comme ceux
d'une aliénation mentale due à la peur que ce jeune
homme avait de s'être inoculé le virus ; et j'eus la
satisfaction d'apprendre que ma conjecture s'était
réalisée. A l'aide des soins que lui prodiguèrent les
officiers chargés du service sanitaire de l'hôpital , il
recouvra la raison et la santé , six jours après son
dernier accès. (Journ. de méd. de Paris, avril 1814.)

9e OBS. Le docteur Dixton donne l'histoire d'un
cas ressemblant à l'hydrophobie , causé par la
morsure d'un chat. L'animal n'était pas soupçonné
enragé ; mais les symptômes du malade étaient évi-
demment ceux d'un individu attaqué de la rage ,
et il *mourut de la même manière.* (Ann. littér.
méd. étrang. , juin 1811.)

10ᵉ Obs. Nous avons eu occasion d'observer à l'hôpital Saint-Éloi à Montpellier, un frénétique hydrophobe. M. Farjon, alors médecin de cet hôpital, qui a mérité un rang distingué parmi les hommes de l'art qui ont illustré cette ville, fut d'un avis différent des médecins convoqués en consultation. Ceux-ci croyaient à la rage, d'autan tplus que le malade avait éprouvé un ulcère sordide à la suite d'une morsure faite par un chien inconnu ; la cicatrice avait été opérée péniblement sous les yeux de MM. Poutingon et Montabret, il y avait alors trois à quatre mois. M. Farjon, livré seul à son opinion, avec le ton résolu et tranchant qui le caractérisait parfois, vota la saignée du pied et à la jugulaire jusqu'à syncope, l'exhibition d'une haute dose d'opium gommeux ; ce qui fut exécuté le même jour. A la visite du lendemain matin, huit heures, le malade était dans un état de léthargie apparente ; après cette profonde et longue somnolence, il fut rendu au réveil, à la vie, à la santé ; il eut une convalescence facile ; il appéta les liquides dont il avait l'horreur, l'éloignement insurmontable dès le début de la maladie délirante et hydrophobique. (Journ. de Montpellier, août 1820.)

11ᵉ Un homme âgé de quarante-neuf ans, d'un tempérament bilioso-nerveux, est mordu par son cheval, et il n'en résulte que de légères excoriations ; il éprouve d'un autre côté des revers de fortune qui troublent ses fonctions intellectuelles et affectives, et qui ne tardent pas à le jeter dans la mélancolie. Dès ce moment, il maltraite sa femme et ses en-

fans , et entre en fureur pour la moindre cause.
Quelque temps après se manifestent tous les symptômes d'une fièvre ataxique intermittente : sommeil
interrompu par des rêves effrayans , pouls petit ,
irrégulier , urine limpide , stupeur , réponses va-
gues aux questions qu'on lui fait , gestes ridicules ,
vue perçante , langue sèche , tremblante ; bientôt
après , prostration extrême des forces , aphonie ,
pouls très faible ; mais les forces ne tardent pas
à s'élever , et il se manifeste dès ce moment tous
les symptômes de l'hydrophobie; alors chaleur brû-
lante , sorte de fureur , face colorée , les yeux étincelans , égarés , regard farouche avec une appa-
rence de crainte , envie de mordre , aversion pour
la lumière , fureur et convulsions à l'aspect des liquides et des corps brillans , pouls assez élevé ;
mort au bout du septième jour , à dater de l'invasion des symptômes de l'hydrophobie. Le cheval
s'est toujours bien porté ; ce qui empêche de croire
à une hydrophobie communiquée. (Pinel. Nosogra-
phie philosophique , tome 3 , page 147.)

12e OBS. Un enfant badine avec un petit chat qui
le mord au doigt; cet enfant en colère le jette
dans un puits. Environ un mois après cet événe-
ment il signale tous les accidens de la rage ; on le
traite en conséquence ; cet enfant meurt.

L'estomac et les intestins étaient fortement enflammés. On apprend qu'il avait mangé des baies
de laurier rose. (Audry.)

Ces désordres nerveux ont le droit à nous sur-
prendre. Ils nous poussent , pour ainsi dire , à

reconnaître une cause particulière, seule propre à les provoquer. Il faut cependant se persuader qu'une affection nerveuse quelconque suffit pour les faire naître. Telle est aussi la conclusion que l'on doit tirer des observations que je me borne à remettre sous vos yeux.

13ᵉ Obs. Nicolas Girardet, âgé de 50 ans, est mordu au pouce de la main droite, par un chien, en revenant de la foire de Baucaire, le 3 août 1818. Le 12 septembre, cet homme donne des signes d'hydrophobie; il est conduit à l'Hôtel-Dieu de Lyon. Le 16, M. le docteur Trolliet, reprenant son service dans cet hospice, a reconnu chez Girardet une pustule près de la base de l'ongle du pouce de la main droite, ronde, un peu rouge, sans causer de douleur au malade. Le bras droit est engourdi, atteint d'une demi-paralysie, sans douleur, et sans changemens de couleur à la peau. La chaleur et les battemens du pouls existent comme dans le bras gauche. Il n'éprouve point de maux de tête; ses yeux sont brillans, les pupilles dilatées; le visage est coloré. Le malade est étonné d'éprouver un sentiment de frayeur dont il ignore la cause. Il ajoute qu'il n'a jamais eu peur, et qu'il sait bien qu'il n'est pas enragé. La parole est rapide, presque continuelle; ses mouvemens sont prompts. Il se rappelle mal ce qu'il a fait les jours précédens, et il compare sa conversation peu suivie à celle d'un homme ivre.

M. Trolliet lui fait prendre, ainsi qu'on lui en avait précédemment administré, une drachme de poudre d'alisma plantago, sur des rôties minces de

beurre, puis il boit de l'émulsion par cuillerée. Aussitôt sa respiration devient convulsive ; il a pris ensuite deux drachmes de la même poudre, en forme de pilules.

Le soir, à sept heures, l'agitation est plus grande ; l'ardeur vénérienne s'est accrue. Le 15, vive agitation toute la nuit ; ses discours sont sans ordre. Le cou, la poitrine, les bras sont agités de mouvemens convulsifs, lorsqu'on veut le faire boire. A onze heures du matin, il boit facilement, et continue à boire jusqu'au soir deux pintes et demie de limonade, sans éprouver le plus léger frisson.

A sept heures du soir, sueur générale, pouls faible, petit, fréquent, irrégulier ; yeux toujours brillans ; un délire léger continue ; voix affaiblie, parole moins rapide ; souvent il parle seul. Il prend une cinquième prise d'alisma plantago, sur une tartine de beurre. Il l'avale avec peine, sans spasmes. Il boit ensuite aisément une verrée de lock.

Après sept heures il ne veut plus boire ; il est agité ; de l'écume se répand sur ses lèvres. A onze heures du soir il expire.

Le docteur Trolliet a reconnu, à l'ouverture du cadavre, les veines de la dure-mère remplies de sang. Une couleur écarlate était étendue aux deux côtés du cerveau ; une infiltration gélatiniforme très grande existait sur toute la moitié supérieure et postérieure de cet organe. Les ventricules latéraux contenaient une demi-cuillerée ordinaire de sérosité rougeâtre. La pie-mère était d'un rouge foncé, dans toute son étendue, et dans les anfractuosités. Son réseau capillaire étant fortement injecté de sang, les plexus choroïdes étaient d'un rouge brun; le cerveau de consistance moyenne, visqueuse; sa substance coupée donnant peu de points rouges. L'engorgement sanguin existait sur le cervelet et sur la moële-épinière. Il était bien marqué autour de la huitième paire, et derrière les éminences mamillaires. Le sang qui sortait du cerveau était noir, liquide, et présentait un aspect huileux.

La membrane dure-mère et la lame extérieure de l'arachnoïde ne présentaient aucune altération. Le plexus du quatrième ventricule était grisâtre, peu apparent.

Couleur grise de la bouche, du larinx; quelques points faiblement enflammés à la partie inférieure de la trachée-artère, sur les côtés. Ces cavités ne contenaient point de matière écumeuse.

Poumons mous, crépitans, d'un rouge gris; plèvre sans altération.

Estomac très dilaté par un gaz fétide. Une portion de l'iléon était affaissée, rouge dans l'étendue de deux pieds, ne contenant point de vers.

D'après les symptômes qui se sont manifestés pendant la maladie de Girardet, l'état morbide de son cerveau, reconnu après son décès, et ce que j'ai appris à ce sujet, il me paraît évident :

1.° Que cet homme est mort d'une inflammation lente et progressive du cerveau et de ses dépendances;

2.° Que cette maladie a été provoquée par une réunion de différentes causes que M. Trolliet a ignorées, mais que M. Mathon, médecin, m'a fait connaître dans le temps, en me remettant par écrit tous les renseignemens qu'il a pu se procurer pendant les deux visites qu'il a faites à ce malade, le jour de son entrée à l'Hôtel-Dieu. Il en résulte que, antérieurement à sa blessure, Girardet avait extraordinairement travaillé à la foire de Baucaire, à emballer des marchandises, à porter continuellement des fardeaux très lourds, sous un ciel brûlant, dans un été où une chaleur extraordinaire s'est fait sentir; que pendant ce temps il n'a usé que d'alimens âcres et salés, de boissons alcoholiques; que son moral était affecté par son peu de bénéfice. Toutes ces circonstances, dit M. Mathon, ont bien pu le disposer à subir une fièvre ataxique.

Indisposé à Baucaire, il se mit en route pour revenir à Lyon. C'est à son retour qu'ayant rencontré un petit chien qui suivait une voiture, il voulut s'en emparer; il l'arrête et le prend par la queue; mais ne pouvant le saisir facilement, il le prit par le milieu du corps. Le chien alors se retourna et lui fit une légère morsure au pouce.

Arrivé à Lyon, indisposé, cet homme ne porta que de faibles soins à sa santé, et pendant les trente-six jours qui s'écoulèrent de l'époque de la morsure à l'invasion de la maladie dont il est mort, il est resté dans une langueur continuelle.

C'est lorsqu'il lui fut impossible de boire qu'il fit appeler M. Mathon, et le même jour il fut conduit à l'Hôtel-Dieu.

3.° D'après l'état du chien qu'on accuse d'avoir

inoculé la rage à Girardet, en effet semblable à celui du convoi d'un pauvre, ce chien suivait, *la queue baissée*, une voiture dans laquelle était vraisemblablement son maître. Molesté deux fois par Girardet, il le mord. Tout autre en aurait fait de même. Et d'un fait aussi simple, aussi naturel, peut-on en conclure que cet animal était enragé?

Cette observation ne peut donc valoir comme preuve de rage communiquée, mais comme fièvre ataxique dont le point de départ était au cerveau.

Je ne dois pas omettre de vous dire que la pustule que M. le docteur Trolliet a vu à la cicatrice du pouce mordu, s'est sans doute manifestée peu après la dernière visite de M. Mathon. Ce médecin m'a assuré qu'alors il ne paraissait aucun travail morbide à cette cicatrice. M. le docteur Desgranges, qui a pris d'autres renseignemens, est du même avis. (Voyez le Journal d'agriculture, de médecine, etc., du département de l'Eure, obtobre 1824, et Journal universel des sciences médicales, t. 38, page 245.)

14e Obs. Voici dans quel état M. le docteur Magendie a trouvé Lazare Baufort, entré à l'Hôtel-Dieu de Paris, dans la nuit du 14 au 15 octobre 1824. Quand j'arrivai, dit ce médecin, le patient déjà placé dans une chambre isolée, maintenu par le gilet de force, était agité par les mouvemens de fureur les plus violens. En m'approchant de son lit, je reconnus que cet homme présentait tous les caractères de la rage; l'œil menaçant, mais non injecté; les cris, les efforts les plus violens pour se débarrasser de ses liens;

l'altération de la voix, la salive épaisse, de temps
à autre mordant les corps qu'on lui présentait à la
bouche, et par intervalle le retour au calme. Dans
ces instans fort courts, il comprenait les raisons et
les consolations qu'on lui présentait; mais il retom-
bait bientôt en fureur; la vue d'un miroir ou d'un
liquide excitait chez lui une agitation extrême. Cependant dans la matinée il avait bu quelques gor-
gées de liquide; mais quand je le vis, une cuillerée d'eau qu'on lui versait entre les lèvres, produi-
sait des convulsions effrayantes dans les muscles du
pharynx, il la crachait avec force sur les assistans;
le bruit, le simple contact du doigt à ses cheveux,
produisaient des convulsions d'une intensité incroya-
ble; son corps se pliait et se détendait alternative-
ment, avec une énergie difficile à comprendre. Le
pouls battait plus de 150 fois par minute, et la respiration était entrecoupée. A cet ensemble de symptômes, je ne pus méconnaître l'hydrophobie, et je
ne pus me dissimuler que la mort était imminente.
Je demandai si cet homme avait été mordu, on me
répondit qu'on l'igorait, et les parens ne savaient
rien à cet égard. On avait appris qu'il était triste depuis quelque temps, parce que ses forces lui per-
mettaient à peine de continuer son état de boulanger;
que sa tristesse s'était accrue après avoir reçu une
lettre d'une femme qu'il aimait; qu'il avait cherché,
deux semaines auparavant, une distraction dans un
excès de vin qui avait duré plusieurs jours; qu'à la
suite de cet excès, il avait eu un saignement de
nez abondant; qu'on avait appelé un médecin qui

jugea que cet homme avait une congestion cérébrale, lui fit poser trente sangsues, et le saigna au
bras trois fois. Nonobstant ce traitement, le malade
fut pris de plusieurs accès de fureur, dans lesquels
il menaçait ceux qui l'entouraient, et buvait avec
difficulté. Ses parens voyant que le mal empirait,
et ne pouvant plus le contenir, l'apportèrent à l'Hôtel-Dieu, dans la nuit. J'appris aussi que le malade
avait été fortement saigné au pied, à l'hôpital, le
matin, sans aucun affaiblissement des accès qui se
rapprochaient de plus en plus, et acquéraient de
plus en plus de violence. La plupart de ces renseignemens coïncidaient très bien avec l'existence de
la rage. .... Il était évident pour tous les assistans,
que ce malheureux allait succomber à la violence
de son mal; déjà la sueur froide couvrait la poitrine,
et les pulsations pouvaient à peine être comptées.
M. Magendie mit à découvert une veine superficielle
de l'avant-bras, y fit une ouverture, et, à l'aide d'une
seringue à hydrocèle, il injecta dans ce vaisseau
et dans l'espace de dix minutes, la valeur de deux
livres d'eau à trente degrés. Pendant qu'il disposait
tout pour cette opération, je fus, dit ce médecin,
frappé de plusieurs petites plaies qui se voyaient
au doigt indicateur, et d'une autre beaucoup plus
large, placée sur le deuxième os du métacarpe, et
qui semblait le résultat d'une cautérisation peu ancienne. Après les injections, tous les symptômes
aigus et violens disparurent avec une promptitude
qui émerveilla tous les assistans. Le malade reprit
l'usage de ses sens et de sa raison. Le calme de

l'esprit remplaça la fureur, et, chose merveilleuse!
il put boire, sans aucune difficulté, un verre de liquide qu'on lui présenta. . . .

Le gilet de force fut ôté au malade, il marcha
tranquillement, soutenu par des élèves, jusqu'à la
porte, pour uriner. Il rendit, peu de minutes après,
environ une livre d'urine trouble et jaunâtre, d'une
grande fétidité. Depuis ce moment, qui arriva une
heure et demie après l'injection, le malade demanda ses parens, les vit, s'entretint avec eux de ses
affaires, reprit du courage et de l'espoir. Il n'avait
pas de fièvre, mais tous les mouvemens de la vie nu-
tritive, les contractions du cœur, la respiration,
la parole, etc., se faisaient avec un tremblement
rapide. Quand on touchait un muscle quelconque
on le sentait agité du même tremblement. Enfin,
les phénomènes morbides qu'offrait le malade étaient
aussi étranges que sa position était nouvelle. Le
mieux se soutint presque sans interruption jusqu'au
cinquième jour; mais ce jour-là même, le malade
se plaignit de douleurs très aiguës dans les poignets, les genoux et les coudes, ces parties se gon-
flèrent. Le septième jour la fluctuation devint manifeste, surtout dans les genoux. Il survint quelques vomissemens spontanés de matière verdâtre;
l'abbdomen devint sensible au toucher vers le cœcum; la fièvre se développa; quelqu'un dit impru-
demment devant le malade qu'il avait été enragé,
et qu'on avait fait sur lui une expérience. Dès lors
son moral s'affecta vivement, il désespéra de guérir,
craignit qu'à chaque instant on ne vînt pour l'étouf-

fer. Enfin, le huitième jour révolu, tout espoir de guérison était perdu. Il mourut dans les premières heures du neuvième jour. Il s'éteignit au milieu d'une rêvasserie peu intense.

Par l'ouverture du cadavre, on vit la fin de l'intestin grêle, rouge par injection à la jonction de l'iléum avec le cœcum ; il y avait une douzaine de petites ulcérations superficielles et récentes; les plus larges avaient trois lignes de long sur deux de large. Le pharynx, l'œsophage, l'estomac ne présentaient rien de digne de remarque. Les poumons étaient sains, quoiqu'un peu gorgés à leur partie supérieure ; les dernières divisions bronchiques étaient rouges, mais la trachée était saine. De la sérosité rougeâtre se vit à la base du crâne et dans le canal vertébral. Les veines du cerveau et du canal rachidien étaient remplies de sang rouge et liquide. Les petites plaies de la main furent examinées avec le plus grand soin, et il n'est aucun des médecins présens qui n'ait été frappé de l'analogie de ces plaies avec des morsures, et de l'escarre avec l'effet d'une cautérisation peu ancienne.

L'espoir de parvenir à guérir *de la rage*, par l'injection d'eau dans les veines, déjà fondé sur quelques essais faits sur les animaux, acquiert donc un nouveau degré de probabilité.

M. le docteur Magendie a jugé Baufort affecté d'une rage communiquée d'après tous les symptômes qui se sont manifestés. Mais ce médecin ne peut ignorer que cet état morbide existe chez des sujets qui n'ont jamais été mordus par aucun animal. Il aurait donc dû suspendre son jugement.

Après les injections d'eau faites dans les veines, ce malade a été rendu pendant plusieurs jours à son bon sens ordinaire. Pourquoi alors M. Magendie ne l'a-t-il pas interrogé sur la cause des plaies qu'il avait à la main? Il le pouvait sans compromettre la sensibilité de ce sujet. Il aurait sans doute appris, comme on l'a su depuis, qu'il s'était blessé lui-même dans ses momens de délire, où son ignorance à cet égard aurait été une voie ouverte à d'autres questions nécessaires et non nuisibles au malade; il le devait d'autant plus que les parens ignoraient parfaitement qu'il eût été mordu par un animal.

Ces renseignemens, joints à ceux que nous donne M. Magendie, auraient dû le déterminer à psésenter la cause de la maladie de ce sujet avec cet esprit de doute qui caractérise ce savant physiologiste. Et non s'efforcer à persuader, sans en donner aucune preuve admissible, que Baufort était atteint d'une rage communiquée.

L'on ne peut douter, d'après tout ce qui a été rapporté ci-dessus, que Baufort ne soit mort d'une phrénésie causée par les violens chagrins qu'il éprouvait, et à laquelle n'ont pas peu contribué les excès de vin auxquels il s'est livré. (Voyez obs. 11.) Ce sont sans doute aussi ces excès de vin qui ont provoqué l'état morbide des intestins. Baufort était donc affecté en même temps de deux maladies qui vraisemblablement exerçaient entre elles une sympathie mutuelle.

Le premier médecin qui a donné des soins à ce sujet avait bien jugé la maladie. Il est à regretter que M. Magendie ne l'ait pas consulté avant de publier cette histoire, il en aurait obtenu des renseignemens intéressans.

L'on pourrait donner une explication plausible du changement, dans l'état morbide, de Beaufort, après l'injection de deux livres d'eau dans ses veines; mais j'avoue que je ne conçois pas comment, par ce moyen, M. Magendie espère pouvoir attaquer le virus rabien, recelé dans un point quelconque de l'économie animale, si réellement il y existait, à moins de supposer que l'eau a la propriété de neutraliser le venin, quelque part qu'il se trouve.

Je ne vois dans cette observation qu'une objection de plus contre l'existence de la rage. (Voyez Journal universel des sciences médicales, tome 39; Archives générales, tome 3; Journal périodique de la société de médecine, tome 89.)

15ᵉ OBS. Pierre Courmontagne, âgé de vingt-deux ans, soldat au 1.ᵉʳ régiment des cuirassiers de la garde, avait été mordu, à l'âge de quatorze à quinze ans, par un chien enragé, à la cuisse droite ; on apercevait encore des cicatrices irrégulières. L'animal était mort de cette maladie.

Depuis cette époque, Courmontagne n'a cessé d'éprouver une sorte d'affection mentale, accompagné de spasmes et d'aberrations passagères dans les facultés intellectuelles. Il était irascible, et assez souvent agité par des mouvemens automatiques ; on observait chez lui une locacité bruyante et irrégulière.

Il était maigre, ses yeux étaient hagards ; il

éprouvait des vertiges et des éblouissemens fréquens.
Son teint était coloré, son pouls presque toujours
vibrant et serré. Il a toujours éprouvé une sorte de
répugnance pour l'eau pure et limpide. . . . Il buvait
les tisanes amères et autres liquides opaques et co-
lorés, avec plus ou moins d'avidité.

Une entorse qu'il s'était faite au pied droit, dans
des courses violentes et spontanées, nécessita, par
la faute de ce malheureux, alors tourmenté par la
nostalgie, l'amputation de la jambe.

Après quelques orages d'irritation traumatique,
augmentés instantanément par des écarts dans le ré-
gime prescrit, la plaie avait déjà parcouru toutes ses
périodes, et était aux deux tiers de sa cicatrisation,
lorsqu'au trentième jour de l'opération, le malade
montra tout-à-coup une aversion marquée pour
toutes sortes de liquides transparens, et donna des
signes d'une augmentation de spasmes et d'inflammation cérébrale. Il éprouva des mouvemens convulsifs, des serremens de mâchoire avec grince-
mens de dents, et entra dans un véritable état de
contractions tétaniques; toutes les excrétions se sup-
primèrent; le spasme et la roideur prirent une nouvelle intensité, et le malade mourut dans la nuit du
trente-deuzième au trente-troisième jour.

Comme tout avait fait présumer pendant sa vie
que l'affection maladive existait au cerveau, ce fut
par cette cavité qu'on commença l'ouverture cadavérique. Voici les désordres qu'on y rencontra :
Hypertrophie du crâne, principalement à la région
occipitale; engorgement considérable des vaisseaux,

des méninges et du cerveau, ainsi que du sinus longitudinal et des plexus choroïdes ; légère granulation à la partie supérieure des hémisphères ; environ une once de sérosité jaunâtre dans les ventricules latéraux ; fermeté et densité de tout l'encéphale, du prolongement rachidien, et surtout de la protubérance annulaire, dans l'épaisseur de laquelle on observait une teinte rougeâtre, également très manifeste dans les couches des nerfs optiques. Le névrilème de la plupart des nerfs de la moële allongée, près de leur origine, participait de cette teinte rougeâtre enflammée......

D'après cet exposé, il est évident que les symptômes et les effets qui se sont manifestés chez le sujet de cette observation, appartiennent indubitablement au virus rabique inoculé par la morsure de l'animal enragé qui mourut peu d'heures après de cette maladie, et que ce virus est resté latent sans produire d'accès violens, jusqu'à l'époque où les causes déterminantes dont nous avons parlé, paraissent en avoir développé les effets. Tout semble prouver aussi qu'il s'était concentré dans les systèmes encéphaliques et nerveux. (Considération sur la fièvre jaune, note de la page 20).

Le chien qui a mordu Courmontagne était-il enragé quoiqu'il soit mort le jour même qu'il a blessé cet homme ? L'opinion de ce blessé ne peut être d'aucune valeur (1) ; il est à présumer que son ima-

____

(1) *Saepè omninò incertum est, an animal, qui morsus inflexit verè rabiosum fuerit.* (Comm. de Boerrhaave.)

gination ayant été vivement affectée par la crainte, il aura éprouvé, comme beaucoup d'autres, une répugnance pour les fluides limpides : ce qu'on peut considérer comme le premier degré de l'hydrophobie.

Admettre qu'un fluide, tel que celui que l'on suppose rabien, qui, lors de son introduction dans les chairs, n'exerce aucune action quelconque, est absorbé par les vaisseaux lymphatiques, versé dans le torrent de la circulation, ne subit aucune altération, puis est déposé intacte dans un point du cerveau, et là, après être resté dans un calme parfait un temps plus ou moins long, prend un caractère délétère tel, qu'il cause à son hôte des égaremens d'esprit, et plus tard des convulsions, le tétanos, et la mort au bout de sept ans : une semblable hypothèse n'est-elle pas repoussée par toutes les expériences physiologiques, par les lois de l'absorption, de la nutrition, et je puis dire par celles de la chimie vivante ?

Présumer que chez Courmontagne, une maladie nouvelle a donné plus d'énergie au virus rabien, est encore une supposition gratuite. L'organisme tend à se débarrasser d'un corps étranger qui l'oppresse ; mais jamais il n'en augmente l'activité, parce que ce corps étranger ne participe en rien à la vitalité du sujet affecté.

Maintenant, si l'on veut refléchir sur l'état moral de Courmontagne, pendant son service militaire et son séjour à l'hôpital, sur tous les symptômes qui se sont manifestés pendant sept ans et les derniers jours de son existence, sur l'hypertrophie du crâne; maladie toujours lente dans son développement; sur le désordre où l'on a trouvé le cerveau et ses dépendances, l'on reconnaîtra que c'est à cette affection qu'est dû l'état morbide de ce militaire et non à un virus rabique; qu'il aurait succombé à sa maladie, quand même il n'aurait pas été mordu depuis long-temps par un chien. Il serait bien hypotétique de penser que cette maladie est une suite de la terreur qu'il a éprouvée, elle me paraît plutôt tenir à une cause qui est restée ignorée.

Je dois le dire, c'est avec un sentiment pénible que je combats l'opinion d'un médecin plein de talens, d'érudition, de zèle pour les progrès de la science, et digne en tout de la plus haute considération; mais une erreur d'un grand homme est trop nuisible pour ne pas la signaler.

Je pense, Monsieur, vous avoir fait connaître la base sur laquelle j'établis mon opinion, tant sur les causes externes que sur les causes internes qui provoquent des affections nerveuses, ou si vous voulez, des hydrophobies rabieuses, sans avoir recours à un venin dont l'existence me paraît supposée.

Il me reste à vous citer des exemples du concours de deux causes pour les faire naître; un seul suffira. Votre assiduité à l'étude de ces maladies suppléera à mon silence.

16ᵐᵉ Obs. Jaquelin fut appelé *reste de chien enragé* quarante jours après la morsure que lui fit un chien hydrophobe. Il resta interdit, se rendit tristement à la maison, se plaignit de grandes douleurs dans la blessure; il fut bientôt saisi des premiers symptômes de la rage, dont il mourut quatre jours après.

L'impression fâcheuse que ce propos a faite à ce malade, s'est propagée jusqu'à la blessure. La douleur vive qui en est résultée a exercé une réaction sur le cerveau, et a puissamment contribué à troubler l'harmonie des fonctions de ce viscère. De là, cet état morbide compliqué, tous les symptômes nerveux qui se sont manifestés, et enfin la mort de ce sujet.

Venons à votre observation.

17e OBS. Pierre Aillaud, charcutier, à Beaucaire, âgé d'environ trente-six ans, avait toujours joui d'une bonne santé, lorsque, le 5 du mois de juin dernier 1825, il fut mordu au pouce de la main gauche par un petit chien qui, dans la journée, avait tué quatre poules. Ce chien fut tué sans qu'on s'assurât s'il était enragé.

Aillaud continua à jouir d'une bonne santé jusqu'au 20 juillet ; ce jour il ressentit une douleur à l'avant-bras gauche ; cette douleur se propage dans la journée sur tous le bras, elle était insupportable dans la région du deltoïde. La soirée et une partie de la nuit se passèrent dans un calme parfait.

Le lendemain, sur les quatre heures du matin, douleur très vive dans les régions lombaires, et dès ce moment le malade éprouva de la difficulté dans la déglutition, ne tarda pas à se refuser à boire ; la respiration devient gênée, fréquente. Les symptômes s'aggravent dans la journée; la respiration devient plus pénible, la déglutition plus difficile, et l'horreur des boissons commence. Les douleurs de la région lombaire avaient presque entièrement disparu ; mais la partie supérieure de la poitrine était devenue le siége d'une douleur de la même nature.

Le soir les symptômes s'aggravent, la nuit fut très orageuse ; le malade se refusa à avaler toute espèce de boisson, malgré la soif qui le dévorait. Sa bouche était pleine d'une salive épaisse, écumeuse, et même de mucosités venant de l'œsophage et de la trachée-artère.

Le troisième jour le malade conservait toute sa raison ; face très animée, yeux étincelans, pupilles très dilatées ; langue rouge et sèche ; toujours beaucoup de mucosité dans la bouche. L'hydrophobie était tellement prononcée, qu'il suffisait d'approcher du malade un liquide quelconque, pour le faire tomber en convulsion. Il éprouvait un prurit insupportable dans le nez ; la respiration devint si gênée qu'elle fut dans peu d'instans impossible, et le malade expira, comme étouffé ou asphyxié, à une heure après midi.

A l'ouverture du cadavre, que vous avez faite avec un zèle qu'on ne saurait trop louer, vous avez reconnu le larynx, à l'intérieur, d'un rouge violacé ; sa membrane muqueuse plus épaisse et plus ridée que dans l'état naturel. Il en était de même de la trachée-artère dans toute son étendue, ainsi que des bronches ; le poumon droit dans l'état naturel, bien crépitant, le gauche un peu hépatisé ; le cœur vide de sang, était baigné dans une grande quantité de sérosité contenue dans le péricarde ; la membrane muqueuse de l'intérieur de l'œsophage était rouge, mais moins foncée que les autres muqueuses citées.

L'estomac était très enflammé, sa membrane muqueuse ramollie, épaisse; les vaisseaux sanguins, dans l'intérieur de la tête, un peu injectés ; mais le reste de l'encéphale ne présentait rien de particulier, de même que la dissection du bras gauche, depuis le pouce mordu jusqu'à l'épaule. Tous les muscles de la partie supérieure du thorax et ceux des épaules, étaient très rouges, les vaisseaux gorgés de sang, ainsi que ceux du cou.

Je dois vous observer qu'il n'y a aucun signe pathognomonique de la rage chez l'homme, ainsi que chez les animaux, ce qui est une objection contre l'existence de cette maladie. Il est vrai qu'ils sont sujets, les uns et les autres à la colère, à la phrénésie, à des inflammations de l'estomac, etc., qui provoquent chez eux quelquefois, le délire, la fureur, le besoin de mordre, l'hydrophobie, ainsi que des médecins et des vétérinaires d'un mérite distingué en ont donné des exemples. (Voyez l'observation 8.) Rien n'est donc plus incertain que tous ces symptômes que l'on signale comme caractérisant la rage dite communiquée. Aussi, M. le docteur Boisseau ne craint pas de dire, dans sa pyrétologie : « La rage offre les phénomènes de l'ataxie au plus haut degré, et serait certainement considérée comme une fièvre ataxique par tout praticien qui en verrait les symptômes sans en connaître la cause. Pour moi, je crois cette cause, (le virus rabieux) toujours supposée.

Ne disons donc pas que le chien qui a mordu Aillaud, et qui d'ailleurs n'était pas dans un des cas précités, lui ait inoculé la rage. Il est bien plus conforme à l'expérience de dire que la douleur, vraisemblablement rhumatismale, qu'il avait au bras le premier jour, s'est portée le second jour aux lombes, et le troisième à la membrane muqueuse du nez, de la trachée-artère, des bronches, à celle de l'œsophage, de l'estomac et à différens muscles de la poitrine. De là tous les phénomènes qui se sont manifestés, sans en excepter l'hydrophobie, qu'un sachet de glace mis au cou, lorsque vous avez été appelé, a fait cesser quelques momens, et a permis au malade de boire, en faisant taire le spasme au point de départ de l'hydrophobie, comme aussi M. le docteur Paul a fait taire, quelques momens, la douleur de l'avant-bras avec un liniment camphré et volatil.

Le traitement prescrit par MM. les docteurs Paul et Bussinot fait l'éloge de leur savoir médical. Il fait pressentir aussi, qu'ils ne pensaient pas, dans leurs premières visites, que la maladie d'Aillaud fût la suite d'une rage communiquée; peut-être en ont-ils toujours douté. Du moins je pense qu'ils rejetteraient bien loin cette cause, ainsi que vous, Monsieur, si l'hydrophobie ne fût venue aggraver les maux de ce malade, à la suite d'une morsure de chien bien cicatrisée.

Je vais vous rappeler quelques observations pour appuyer mon jugement.

18me Obs. M. le baron Portal rapporte, dans son ouvrage sur la rage, « qu'une demoiselle âgée de vingt-deux ans, eut une esquinancie dont elle périt; elle éprouva, avant de mourir, une telle horreur pour toute espèce de liquide, qu'elle donnait les plus grandes marques de douleur, toute les fois qu'on lui présentait quelque boisson. D'abord elle eut de l'aversion pour l'eau pure, ensuite pour le bouillon ; elle prenait encore un peu de sirop de mûres pour se gargariser; mais elle finit par ne vouloir prendre, ni voir aucune espèce de liquide, quelque foncé qu'il fût en couleur.

« On se convainquit par l'ouverture du corps, à laquelle j'assistai, que le pharynx, l'extrémité supérieure de l'œsophage, le larynx et la trachée-artère étaient enflammés dans toute leur étendue, et gangrénés dans quelques points. »

19me Obs. Marcel Donnat a vu périr de l'hydrophobie deux personnes, l'une à la suite de douleurs vives au bras, et l'autre, outre les douleurs vives au bras, une au cou. (Audry.)

20me Obs. Un homme âgé de trente et quelques années, après s'être échauffé par des travaux champêtres, pendant une journée des plus chaudes du mois de juillet, se baigna le soir dans une rivière dont l'eau était très froide ; le lendemain il éprouva une douleur de rhumatisme au bras droit, et de la roideur dans la nuque; le troisième jour, en outre, un sentiment de pesanteur dans tous les membres, et quelques mouvemens fébriles.

La douleur du bras disparaît à la suite d'un

vomitif qu'on lui fait prendre; mais celle de la nuque était plus prononcée, et la céphalalgie, l'ardeur, ainsi que la soif, devinrent plus intenses. Pendant la nuit ces accidens augmentèrent. Il s'y joignit une hydrophobie. Toutes les fois qu'il approchait de ses lèvres un verre, ou une cuillerée remplie de liquide, et même lorsqu'un de ces objets frappait sa vue, il éprouvait un tremblement universel, avec convulsion, et poussait des cris aigus; jusqu'à l'haleine des personnes qui s'approchaient trop près de lui, l'incommodait, de sorte qu'il les suppliait de s'éloigner.

Comme ce malade n'avait été mordu par aucun animal, M. le docteur Selig fit la médecine antiphlogistique, dérivative et calmante. Vers midi, amélioration sous tous les rapports, nulle agitation, nulle anxiété, point de chaleur ni de soif, possibilité d'avaler, de temps à autre, quoiqu'avec difficulté, des cuillerées d'infusion; cependant tremblemens et mouvemens convulsifs. Après midi, un peu de sommeil. Le soir à huit heures, chaleur fébrile, agitations, anxiétés, soif ardente, avec impossibilité d'avaler seulement une goutte de liquide, sans tremblemens et convulsions. Le voisinage, l'atmosphère, l'haleine du chirurgien agitent le malade au point de déterminer un tremblement continuel avec convulsions et sueur profuse. Dans les momens de rémission, le malade assure que l'atmosphère, ainsi que l'haleine des personnes qui l'entourent lui deviennent insupportables, et prie avec instance les assistans de s'éloigner. L'agitation et l'anxiété s'ac-

58

croissent d'heure en heure, au point que le malade
supplie de le contenir. Il mourut à onze heures.

M. Selig, auteur de cette observation, et M. le
docteur Marc, qui nous l'a transmise, pensent
que cette hydrophobie spontanée a été causée par
le transport d'une irritation rhumatismale sur les
muscles du larynx et de l'œsophage, ainsi que par
le spasme et l'inflammation déterminés de cette manière dans ces parties.

« Un an avant sa dernière maladie, le malade avait
acheté d'un bourreau des environs de la graisse de
chien, et l'avait employée comme médicament interne contre une phthisie dont il s'était imaginé être
affecté. Or, disait-on, le vendeur de graisse avait,
quelque temps avant, emporté chez lui un chien
qu'un garde-chasse, qui le croyait enragé, venait
de tuer, *mais il paraît peu probable que cette cause ait produit les accidens qui viennent d'être dé-
crits.* » C'est un médecin recommandable sous tous
les rapports, M. le docteur Marc, qui a tracé ces
derniers mots! Je voudrais pouvoir les effacer du
Dictionnaire des sciences médicales.

Les observations du docteur Wlymper, insérées
dans le même cahier de la Revue médicale, où la
vôtre est consignée, sont aussi en faveur de la cause
que je défends. Je finirai par la suivante.

21me OBS. Pierre Mangot, maçon, d'une taille
très petite, mais fort et bien musclé, a éprouvé, à
l'âge de trente-cinq ans, une fièvre tierce rhumatismale, bien caractérisée, dont il guérit au bout de
quarante jours; il jouit ensuite d'une bonne santé
pendant dix ans.

Les premiers jours de janvier 1820, Mangot, alors âgé de quarante-cinq ans, après avoir porté sur ses épaules un fardeau très lourd, se reposa en plein air, étant tout en sueur. Sa transpiration fut bientôt supprimée. Le lendemain, fièvre et douleurs vives aux deux épaules, avec engorgement et impossibilité dans les mouvemens du tronc et des bras. Le troisième jour, fièvre et transport des douleurs aux pieds. Le cinquième jour, fièvre et douleur aux poignets, toujours avec engorgement. Il me fit appeler le 16. Les douleurs aux poignets n'étaient presque plus sensibles; pouls calme, langue nette; évacuations alvines satisfaisantes. On aurait dit qu'il entrait en convalescence. Il passa bien la nuit.

Le 17, toutes les articulations du corps étaient libres, sans engorgement, lorsque vers les deux heures de relevée, avec la fièvre, il ressentit à la gorge un resserrement douloureux qui s'augmenta au point qu'à quatre heures ce malade ne pouvait parler que confusément; il ne pouvait ouvrir la bouche. Sa respiration était entrecoupée, tumultueuse; tout son corps baigné de sueur; l'agitation, l'anxiété étaient extrêmes. D'après ce qu'on me rapporta, je lui présentai une tasse d'infusion théiforme. De suite son visage devint rouge, ses yeux brillans; il détourna la tête promptement, repoussa le vase brusquement, eut des mouvemens convulsifs bien prononcés, et mourut deux minutes après comme par strangulation. Je ne pus obtenir l'ouverture du cadavre, pas même celle du cou.

Qu'on me permette une question.

En supposant qu'un Tribunal demandât un rapport motivé sur la cause de la mort d'un sujet qui succomberait aujourd'hui à une des maladies analogues à celles que j'ai citées dans cet écrit (un tel procès peut avoir lieu), quel est le médecin qui affirmerait à la justice que ce sujet est mort d'une rage communiquée?

Si vous aviez la patience, Messieurs, d'analyser les nombreuses observations consignées dans nos ouvrages de médecine, sur l'hydrophobie rabienne, vous en trouveriez beaucoup qui vous feraient naître des doutes bien fondés. Il en est quelques-unes qui ne présentent, il est vrai, aucun sujet de controverse, soit parce que les auteurs n'ont fait, pour ainsi dire, que les noter, soit que, préoccupés de l'existence, chez leurs malades, d'un venin *sui generis*, leur idée fixe leur a fait négliger de rechercher ou de faire connaître bien des circonstances qu'il aurait été essentiel de ne pas nous laisser ignorer, pour confirmer le jugement qu'ils en ont porté.

Telle est l'observation de Pierre Berthet, rapportée par M. le docteur Trolliet, dans son Traité sur la rage, page 38. J'ai assisté au traitement et aux recherches cadavériques de ce sujet. Il est vrai que la membrane muqueuse des intestins grêles était d'un rose fortement prononcé ; mais il est certain aussi, ce que ne dit pas M. Trolliet, que leurs surfaces extérieures présentaient, à des distances assez rapprochées, des plaques d'un rouge brun, d'une plus ou moins grande étendue, et ce médecin ne fendait pas une de ces plaques, sans

nous faire remarquer dans l'intérieur un ou deux
vers lombrics de plusieurs pouces de longueur.
La membrane muqueuse du rectum était d'une couleur violette et renfermait aussi un paquet de vers.
Ainsi le tube digestif de Berthet était profondément
affecté, et ne contenait pas seulement quatre vers,
comme le dit ce médecin , mais un bien plus grand
nombre. C'est pendant ces remarques que ce médecin nous dit avoir vu le même état morbide, tant
à l'extérieur qu'à l'intérieur des intestins de Guyot
(page 30), sujet dont j'ai aussi suivi très exactement
la maladie, et qui est mort quelques jours avant Berthet. (Voyez Receuil périodique de la Société de médecine de Paris, tome 64, page 28 et suiv. obs.
51 et 52.)

Je ne pense pas que M. le docteur Trolliet, médecin plein d'érudition et de talens, ait voilé à des-
sein une partie de la vérité. Sans doute trop préoc-
cupé d'une hypothèse qu'il a tâché de faire préva-
loir, il a cru inutile de décrire exactement le désordre trouvé dans les intestins de ces sujets. Il est
cependant bon de rappeler que des inflammations de
l'estomac, du tube intestinal (voyez l'observation 12),
que des vers, dans ces parties, ont causé quelquefois, chez l'homme comme chez les animaux, l'ensemble des symptômes que l'on dit caractériser la
rage communiquée.

« Il est toujours utile, dit M. le docteur Roche,
d'envisager un fait sous le plus grand nombre de
faces possibles; tel détail qui paraît aujourd'hui
minutieux , demain peut-être sera d'une impor-

tance majeure. »(Journal universel des sciences médicales.)

. « Une réflexion de M. le docteur Labormadière,
dans sa thèse sur la rage, page 36, fait bien sentir aussi qu'on ne doit rien négliger pour rechercher la cause de ces maladies confondues sous le
nom impropre de rage. « N'a-t-il pas fallu chez
notre malheureux David, dit-il, outre le concours
singulier d'autres causes puissamment irritantes, la
redoutable frayeur d'être mordu une seconde fois
par un animal enragé, pour compléter le développement de la rage? « et il ajoute, d'après Montai-
« gne, c'est dequoi j'ai le plus de peur que la peur. »
C'est ainsi que l'on écrit quand on ne cherche que
la vérité.

Je dois faire observer que David, Berthet, Guyot,
et plusieurs autres ont été mordus par le même
loup (1).

(1) Les virus, lorsqu'ils sont introduits dans nous
(comme aussi les poisons), ont toute la propriété qui tient
à leur essence ; par une opération de la nature qui nous
est absolument inconnue ; ces virus rendent certaines
humeurs propres à leur propagation. Dire, d'après M. le
docteur Trolliet, que celui de la rage va se nicher,
comme par élection, dans un point de l'organe pulmo-
naire, et que là il subit une incubation qui lui donne le
caractère délétère qu'on lui suppose, c'est une hypothèse
inadmissible.

Je dois faire remarquer aussi que chez les sujets morts
d'une maladie ataxique, avec ou sans hydrophobie, ac-
cident qui n'est qu'un phénomène de plus, si l'on s'en
rapporte seulement aux recherches cadavériques, ou du
moins à un seul symptôme manifesté pendant la vie, sou-

Pour ajouter une preuve de plus en faveur de mon opinion sur la rage, je termine par rapporter ce que Charles Bell, illustre physiologite anglais, dit relativement à ce sujet.

« Dans le tétanos, les nerfs de la volonté sont sous l'influence de la maladie, et par conséquent, tous les muscles auxquels ils se rendent, éprouvent des spasmes convulsifs ; dans l'hydrophobie, au contraire, les convulsions de la gorge, les paroxysmes de suffocation, et l'expression d'angoisse extrême de tout le corps, en même temps que tous les mouvemens volontaires sont libres, indiquent clairement que le système des nerfs respiratoires est seul affecté. » (Archives générales de médecine, tome 3, page 109.)

Ces conclusions, suite des nombreuses expériences, nous font concevoir pourquoi les auteurs ont distingué deux sortes de rage, pourquoi il est des cas où le tétanos et l'hydrophobie existent en même temps chez le même malade. Il n'est donc pas besoin de supposer, dans certains cas et non dans d'autres, l'existence d'un venin *sui generis*, comme cause d'une affection rabienne hydrophobique.

J'espère qu'un jour le médecin, en abordant un

vent l'on ne peut connaître quel est l'organe qui a été primitivement affecté, et ceux qui l'ont été consécutivement ; l'on voit en effet chez quelques sujets, le cerveau, les poumons, l'appareil digestif ; la moelle épomière, etc., dans un état morbide bien prononcé. L'on ne peut donc déterminer quel a été le point de départ de ces affections morbides.

malade affecté d'hydrophobie, ne demandera pas s'il a été mordu par un animal enragé, afin que l'affirmative ou le doute ne l'entraîne pas dans une erreur qui a été si souvent fatale; mais il considérera ce phénomène morbide comme sympathique, comme appartenant à une de ces maladies désignées sous le nom impropre de *rage spontanée*. Alors, au lieu de prescrire aveuglément du vinaigre ou de l'alcali volatil, des frictions mercurielles, ou le plantain d'eau, il prendra tous les renseignemens nécessaires pour bien établir son diagnostic et le traitement. Dans des maladies aussi graves, en général, le médecin ne triomphera pas toujours, mais il aura prescrit les remèdes convenables, et sa conscience n'aura rien à lui reprocher.

Je désire que le lecteur consulte l'Essai sur le tétanos rabien que j'ai publié (Lyon, 1810); ce que j'ai consigné sur ce sujet à la suite de mon Mémoire sur la ligature du cordon ombilical (Lyon, 1812); le Recueil périodique de la Société de médecine de Paris, tomes 52, 63, 64; le Journal universel des sciences médicales, tome 25. J'espère que, dans ces différens écrits, il trouvera des preuves multipliées de la non-existence du virus rabique, dont je n'ai donné dans ce opuscule qu'un simple aperçu.

www.ingramcontent.com/pod-product-compliance
Ingram Content Group UK Ltd.
Pitfield, Milton Keynes, MK11 3LW, UK
UKHW020037080726
13614UKWH00004B/1807